Schüßler-Salze

Das Heilmittel für Alltagsbeschwerden und Krankheiten

Martina Laut

1. Auflage

Inhaltsverzeichnis

Einleitung

Therapieformen und Heilmethoden, die sich mehr und mehr neben der klassischen Schulmedizin durchsetzen und in den Bereich der Alternativmedizin gehören, sind nicht immer moderne Behandlungsvarianten, sondern basieren häufig auf älteren Konzepten, die sich erst mit der Zeit durchsetzen konnten und die nicht immer wissenschaftlich bewiesen sind. Dennoch sind die Heilerfolge beachtlich und können auch von Wissenschaftlern nicht übersehen und abgetan werden. Die Alternativmedizin stellt daher nicht nur einen Ersatz, sondern eine Ergänzung zur Allgemeinmedizin und deren Behandlungsformen dar.

Die wesentlich sanfteren Therapien konnten auch Mediziner überzeugen, die Diagnose und Behandlung entsprechend anzupassen und dem Patienten eine Auswahl aus mehreren Behandlungsmöglichkeiten anzubieten. Das betrifft neben Entspannungsmethoden, Präparaten aus der Naturheilkunde und der Homöopathie auch Anwendungen aus der Traditionellen Chinesischen Medizin. Während bei der Schulmedizin lediglich der Körper in seinen Funktionen und Beschwerden untersucht wird, erlaubt die Alternativmedizin eine weiterreichende Behandlung in der Verbindung von Körper und Geist. Krankheiten können auch dann auftreten, wenn ein Ungleichgewicht herrscht oder wenn seelisch emotionale Vorgänge die Körperfunktionen beeinflussen oder schädigen. Der Verzicht auf chemische Medikamente kann oftmals helfen, die körpereigenen Heil- und Abwehrkräfte zu stärken und eine Heilung mit natürlichen und pflanzlichen Medikamenten oder Funktionsmitteln zu erzielen.

In den Bereich der Naturheilkunde und Alternativmedizin fällt die Homöopathie. Sie dient der Behandlung zahlreicher Beschwerden und Krankheiten und bietet eine Reihe homöopathischer Mittel, die eine direkte Wirkung auf den Körper, auf die Organe und auf den Stoffwechsel haben. Wie sie für eine Behandlung von Beschwerden körperlicher Art eingesetzt werden, eignen sie sich genauso für psychische oder emotionale Probleme. Die Homöopathie ist dazu gedacht, die Selbstheilungskräfte des Körpers zu stimulieren und arbeitet mit potenzierten und hochverdünnten Präparaten auf rein pflanzlicher Basis, die erst durch das

Verdünnen ihre eigentliche Wirkung entfalten. Die Homöopathie ist älteren Ursprungs und wurde durch den Arzt Samuel Hahnemann im 19. Jahrhundert entdeckt und weiterentwickelt. Entscheidend sind gezielte Behandlungskonzepte mit einer bestimmten Arzneimittelauswahl, die einer Ähnlichkeitsregel unterlegen, ebenso die Persönlichkeitsmerkmale und individuellen Krankheitssymptome des Patienten mit einbeziehen.

Homöopathie – der Wegbereiter für eine sanfte Behandlung

Ähnlich wie viele Konzepte aus der Allgemeinmedizin ist auch die Homöopathie älter und war in vorbereitender Form schon bei den Griechen bekannt. So hieß es bereits bei dem bekannten Arzt Hippokrates in einer seiner Schriften, dass Krankheiten durch das Ähnliche entstehen würden und daher auch die Behandlung und Heilung durch das Ähnliche erfolgt. Genau darauf basiert auch die später durch Hahnemann entwickelte Homöopathie als ein Heilverfahren, dass ähnliche Beschwerden mit ähnlichen Mitteln behandelt.

Hahnemann war in der Lage, das Ähnlichkeitsprinzip systematisch und klinisch erprobt auszuarbeiten. Die Erkenntnis, dass jeder Wirkstoff genau die Krankheiten und Beschwerden lindert und heilt, die es in ähnlicher Art und Weise auch erzeugen kann, bewies Hahnemann als biologische Gesetzmäßigkeit und machte sie sich entsprechend therapeutisch zunutze. Entscheidend für die Herstellung der homöopathischen Präparate war dann die starke Verdünnung der verwendeten Grundsubstanz, darunter mit Wasser, Milchzucker oder Ethanol, um die eigentliche Giftigkeit der Stoffe zu reduzieren und für den Körper und die Absorption anzupassen. Später konnte Hahnemann sein Verfahren erweitern und Hochpotenzen und gesonderte Verfahren der Verdünnung entwickeln, die aus dem Heilmittel auch verborgene Wirkkräfte

herausholten, um z. B. die Wirkungsweise zu verstärken.
Im Bereich der Homöopathie werden Krankheiten immer als ein Ungleichgewicht bzw. als eine Störung betrachtet, die nicht nur ein bestimmtes Organ oder einen bestimmten Körperbereich betreffen, sondern den ganzen Menschen. Daher werden nicht einzelne Symptome näher betrachtet und behandelt, sondern das Symptom in Hinblick auf den Charakter, den Geist, die Emotionen und die Gewohnheiten des Patienten analysiert. Der Mensch in seiner Gesamtheit bietet das Potential einer erfolgreichen Behandlung.

Emotionale Verstimmungen, Alltagsbelastungen, stressige Situationen oder eine bestimmte Ernährungsweise sind daher ebenso entscheidend für die Beschwerden und für die Therapie wie die eigentlichen körperlichen Symptome. Die Behandlungsform und das verschriebene Präparat in stark verdünnter Form wirken dann auf mehrere Bereiche des Körpers. Das betrifft auch die Anwendung erweiterter Mittel wie die Schüßler Salze. Auch sie werden verdünnt und verrieben, unterliegen jedoch naturwissenschaftlicher Konzepte. Auf der Grundlage der Biochemie ist die Behandlung entsprechend direkt auf Zellen, Organe und Körper bezogen.

Die Basis für die Therapieform mit Schüßler Salzen bildet die Homöopathie. Der Entwickler der Behandlung, Wilhelm Heinrich Schüßler, war ein großer Bewunderer von Samuel Hahnemann und erweiterte dessen schonende Methode, um Mangelerscheinungen in den Körperzellen durch verschiedene Mineralverbindungen biochemisch zu behandeln und harmonisch auszugleichen. Im Grunde wollte er die homöopathische Therapie mit ihren ca. 700 Heilstoffen lediglich vereinfachen und optimieren. Daraus entwickelte er ein eigenes Konzept, das sich im Laufe der Zeit immer mehr erweitert hat. Auch heutige Schüßler Salze werden in ihrer Zusammensetzung nach dem traditionellen Herstellungsverfahren Schüßlers verdünnt und in einer entsprechend homöopathischen Dosierung verschrieben und ausgegeben. Neben den 12 Basissalzen gibt es mittlerweile von Anhängern Schüßlers weiterentwickelte 15 Ergänzungssalze.

Was sind Schüßler Salze?

Der menschliche Körper benötigt Mineralsalze für die Steuerung zahlreicher biochemischer Vorgänge. Sie sind nötig für den Aufbau und die Erneuerung der Zellstruktur und für die Informationsübertragung zwischen den Zellen. Im Grunde besteht der Organismus aus einer Vielzahl kleiner Bausteine, die eine Grundvoraussetzung für die Gesundheit sind, solange sie einwandfrei funktionieren. Ist das im Körper herrschende Gleichgewicht gestört oder arbeiten bestimmte Körperzellen nicht mehr richtig, können Beschwerden und Krankheiten die Folge sein.

Auch Schüßler kam in seinen

Forschungen zu dieser Schlussfolgerung und erkannte, dass jeder Körperbaustein einen ganz bestimmten Nährstoffbedarf benötigte. Diese benannte er als „Salze des Lebens“ und definierte 12 Basissalze, die heute Schüßler Salze genannt werden und verschiedene Funktionen haben. Auch wenn viele Anwender der Mineralsalze eine deutliche Verbesserung ihrer Beschwerden feststellen konnten, ist die tatsächliche Wirkung bis heute nicht wissenschaftlich nachgewiesen. Dennoch basiert das Prinzip auf der homöopathischen Behandlung des gesamten Menschen. Zusammenhänge sind in der Symptomerkennung nicht immer gleich definiert und können in unterschiedlicher Form auftreten. Ausgangspunkt ist der Mineralsalzmangel, der Störungen verursacht. Erhält der Körper entsprechend nicht die notwendigen Nährstoffe, sinken auch die Funktion und

Leistung der Körperzellen. Daraus können Funktionsstörungen entstehen, die mit den Mineralsalzen behandelt werden können. Daneben sind Schüßler Salze aber auch dazu da, den Mineralhaushalt grundsätzlich zu harmonisieren und damit das allgemeine Wohlbefinden zu steigern. Sie können daher auch zur Stärkung oder Stabilisierung eingenommen werden, darunter bei Erschöpfung, Schlafstörungen, Depressionen oder Jetlag.

Die verschiedenen Schüßler Salze umfassen alle anorganischen Bestandteile, die jede menschliche Zelle im gesunden Zustand benötigt. Dazu zählen Kalium, Natrium, Calcium, Magnesium und Eisen, die in Verbindung mit Fluor, Chlor, Schwefel- und Phosphorsäure stehen. Schüßler Salze erweisen sich damit als natürlicher Bestandteil für den Körper, der damit umso besser in der Lage ist, diese aufzunehmen und in stark potenzierter Form auch besser zu verarbeiten. Lediglich Kieselerde ist ein zugeführter Mineralstoff, der unter die Basissalze fällt und im Körper etwa zu 1,4 Gramm vorhanden ist, während vergleichsweise Natrium zu 70 Gramm, Magnesium zu 30 Gramm, Kalium zu 170 Gramm, Eisen zu 5 Gramm und Calcium sogar zu 1500 Gramm im Körper vorkommen. Weitere Ergänzungssalze, die später hinzukamen, wurden auch entsprechend später entdeckt. Dazu gehören Kupfer, Jod, Quecksilber, Zinn, Silber, Mangan und andere.

Potenzierung, Herstellung und Ausgabeart

Schüßler Salze sind in Tabletten, Tropfen, als Kügelchen, die als Globuli bezeichnet werden, in Pulverform oder als Salbe bzw. Creme erhältlich. Sie weisen meistens eine D3, eine D6- oder eine D12-Potenzierung auf, die vom Körper besonders gut aufgenommen wird, schnell in die Zellen eindringt und den Elektrolytspeicher auffüllt.

Wird von „Potenzierung" im homöopathischen Bereich gesprochen, ist immer die starke Verdünnung gemeint, die je höher sie ausfällt, desto wirksamer ist. Dabei wird der Arzneistoff mit einem Lösungsmittel kombiniert und in gewünschtem Verhältnis verrieben oder verdünnt.

Da auch bei den Schüßler Salzen die Herstellung auf Potenzierung beruht, wobei die Mineralsalze stark verrieben und verdünnt werden, ist die Wirkung höher, je potenzierter das Mittel ist. Ein Kilogramm Mineralsalz enthält dann in entsprechender Potenz ein Milligramm des eigentlichen Basissalzes. Die Verreibung basiert auf einer Zehnerpotenz und wird als D-Potenz im Verhältnis von 1 zu 10 zu einem verwendeten Lösungsmittel ausgegeben. Bei den Basissalzen von Schüßler ist der Lösungsstoff oftmals Milchzucker. Eine Alternative sind Globuli-Salze aus Rohrzucker oder alkoholische Tropfen. Letztere sind natürlich für Kinder und Alkoholiker nicht geeignet.

Genauer heißt das, dass bei einem

Verhältnis 1:10 der Mineralstoff aus einem Anteil Salz und aus neun Teilen Lösungsmittel besteht. Die Potenz wird mit D1 bezeichnet und kann bei der Zubereitung wiederholt werden, was zu einer doppelten oder mehrfachen Verreibung führt. Das „D“ bedeutet „Decimus“, also der zehnte Anteil im Verhältnis und bezeichnet dann die tatsächlich erfolgten Verreibungs- und Verdünnungsvorgänge und Schritte.

In der Potenz D6 wurde das Mineralsalz dann in einem Verhältnis von 1 zu 10 sechs Mal verrieben, bei der Potenz D12 unter gleichen Verhältnisbedingungen zwölf Mal. Beide Potenzen sind für eine Behandlung von kleineren und akuten Erkrankungen und Beschwerden gedacht und eignen sich auch für die Selbstmedikation. Ebenfalls können für das eigene Wohlbefinden auch mehrere

Schüßler Salze gleichzeitig eingenommen werden, da sie als homöopathische Mittel keine Nebenwirkungen haben. Erlaubt sind bis zu sechs verschiedene Mineralsalze für die Einnahme am Tag, natürlich in der richtigen Kombination und auf die jeweiligen Symptome und gesamten Körper und seinem Empfinden abgestimmt. Das ist auch dann sinnvoll, wenn starke Alltagsbelastungen oder emotionale Probleme auftreten. Der Körper wird mit den entsprechenden Mineralsalzen versorgt und wieder in Einklang gebracht.

Der Entdecker der Schüßler Salze

Wilhelm Heinrich Schüßler war ein Oldenburger Arzt, der von 1821 bis 1898 lebte und immer in Verbindung mit den beliebten Mineralsalzen steht, da die Herstellung auch heute auf seinem traditionellen Verfahren aufbaut. Er lebte in einer Zeit, in der die Naturwissenschaften bedeutende Fortschritte machten. Die Familie Schüßlers war allerdings sehr arm, so dass Schüßler zunächst ganz andere Entwicklungsschritte machte. Zur Medizin kam er auf Umwegen, befasste sich aber schon früh mit der Homöopathie.

Er war ein sehr sympathischer und fast

schon schillernder Charakter, der zunächst als Sekretär und Fremdsprachenlehrer arbeitete und erst später in Paris die Möglichkeit bekam, ein ausgiebiges Medizinstudium zu absolvieren, dass er auch in Deutschland fortsetzte und beendete. Er wurde in Abwesenheit zum Doktor der Medizin ernannt, studierte dann weiter in Prag und besuchte Vorlesungen über die Homöopathie. Um überhaupt seinen Abschluss machen zu können und die Berufserlaubnis zum Arzt zu erhalten, musste er das Abitur nachholen und legte das Staatsexamen dann 1857 ab, wodurch es ihm gestattet war, sich als Arzt in seiner Heimaststadt Oldenburg niederzulassen.

Die städtische Konzession erhielt Schüßler nur darum, weil er sich dazu verpflichtete, lediglich als homöopathischer Arzt zu arbeiten. Seine Praxis war jedoch bald gut besucht, auch weil Schüßler nur niedrige Honorare ansetzte oder einige homöopathische Arzneimittel auch kostenlos ausgab. In der Oldenburger Ärzteschaft galt Schüßler jedoch aus Außenseiter, da gerade in der Anfangszeit seines Praktizierens ein Kampf zwischen der Schulmedizin und der Homöopathie entbrannte, wobei Hahnemann als Begründer von „Allopathie" sprach, womit er die Allgemeinmedizin meinte.

Da es zu Schüßlers Zeiten etwa 700 homöopathische Stoffe und Mittel gab, hatte er den Wunsch, die Behandlung zu vereinfachen und auf eine geringere Anzahl zu reduzieren. Er las Werke von verschiedenen anerkannten Größen, darunter von Rudolf Virchow, Justus Freiherr von Liebig oder Jacob Moleschott. Schon diese hatten herausgefunden, dass

Krankheiten durch pathogen veränderte Zellen entstehen. Die Ursache aller Krankheiten sei daher der abnormale oder gestörte Zustand des Zell-Lebens.

Die Schlussfolgerung Schüßlers aus diesen Erkenntnissen war daher, dass das Ungleichgewicht der Zellen dazu führt, dass der Mensch erkrankt. Da Zellen Mineralien für die Funktion benötigten, hatte ein entsprechender Mangel Auswirkungen auf den Zellstoffwechsel. Als Befürworter der homöopathischen Potenzierung wusste Schüßler auch, dass die Mittel stark verrieben oder verdünnt sein müssen, um überhaupt vom Körper aufgenommen zu werden. Da Mineralsalze in der Zelle bestimmte Funktionen anregen, wurden die von ihm entdeckten Basissalze als Funktionsmittel bezeichnet. Zu diesen Erkenntnissen verhalf ihm auch die Untersuchung eines Leichnams, bei dem er feststellen konnte, dass zwischen der Todesursache und dem Mangel bestimmter Mineralsalze ein Zusammenhang bestand.

Die 12 von ihm entdeckten und zugeordneten Salze und Mineralverbindungen definierte er daher als lebensnotwendig für die Zellen und brachte 1874 eine Broschüre für die verkürzte Therapieform gegenüber der Heilmethoden der Homöopathie heraus, die auf Basis der Biochemie zahlreiche Heilerfolge nach sich zog und sich durch den Begriff „Biochemie" auch von der klassischen Homöopathie unterscheiden sollte. Das Wort „Biochemie" war nicht ein Begriff für die chemischen Vorgänge im menschlichen Körper, sondern stand auch für das Leben. Die Heilmethode fand weltweit viele Anhänger und wurde nach dem Tod Schüßlers weiterentwickelt.

Die Broschüre und die enthaltenen Lehrsätze Dr. Schüßlers

Die von Schüßler 1874 herausgegebene Broschüre wurde in mehrere Sprachen übersetzt und bildete die Grundlage für sein verkürztes Heilverfahren, dass Mediziner zunächst kritisierten, dass sich jedoch schnell verbreitete und erstaunlich schnelle Heilerfolge erzielte. Die Broschüre enthielt eine genaue Auflistung aller Basissalze und ihrer Anwendungsbereiche und Wirkungsweisen auf den menschlichen Organismus. Schüßler bestand darauf, dass der Kern jeder Krankheit direkt in der Zelle selbst zu suchen sei, so dass auch die Behandlung und Heilung dort gestartet werden musste. Durch die Einnahme von Mineralsalzen wurden die Selbstheilungskräfte des Körpers aktiviert. Dem Körper musste dafür nur das fehlende, stark potenzierte Salz verabreicht werden.

Genauso konnte Dr. Schüßler feststellen, dass bestimmte Organveränderungen mit einer Zellenerregbarkeit zusammenhingen. Jede Zelle bedurfte bestimmter anorganischer Salze, die das Gleichgewicht im Zellrhythmus bewahrten. Vorteile boten die Basissalze besonders dadurch, weil sie hervorragend über die Nahrung aufgenommen werden konnten und in ihrer stark verdünnten Form vom Körper gut verarbeitet wurden. Je stärker die Potenzierung dabei war, desto stärker war auch die Wirkung. Das hing u. a. auch damit zusammen, dass durch das Verreiben der Mineralsalze im gewünschten Potenzverhältnis die Oberfläche vergrößert und eine Molekülgröße erzielt wurde, die optimal in die Zelle gelangen konnte und auch in der Lage war, die Zellmembranen zu passieren.

Die Broschüre verband mit der genauen Beschreibung aller Basissalze auch eine Auflistung sehr einfach verständlicher Lehrsätze, die bis heute zitiert werden und die Behandlungsform sinnvoll definieren. Sie ermöglichen ein besseres Verständnis für die Theorie und praktische Anwendung mit Schüßler Salzen, wobei sie sich auf den Körper selbst beziehen.

Erster Grundsatz Schüßlers

Der erste Lehrsatz umfasst die Erkenntnis, dass alle Beschwerden durch einen Mangel an Mineralstoffen auftreten. Sichtbar wird das auch daran, dass die Menschen verschiedene Symptome zeigen und gleichzeitig verschieden anfällig oder resistent sind. Die einen reagieren empfindlich und kriegen sehr schnell eine Grippe oder eine Allergie, andere sind jahrelang nicht krank, kämpfen jedoch mit anderen Beschwerden, die ansonsten keine Belastung für den Körper sind. Nach Schüßler sind nicht das Krankheitssymptom oder der Virus für die Erkrankung verantwortlich, sondern der Mineralstoffmangel und die körperlichen Voraussetzungen des jeweiligen Menschen.

Zweiter Grundsatz Schüßlers

Der zweite Lehrsatz betrifft die Zuführung geeigneter Mineralstoffe, durch die eine Veränderung des Körpermineralhaushalts bewirkt und wieder das gewünschte Gleichgewicht erreicht wird. Da die Mineralsalze auf homöopathischer Basis sind, kann der Körper nicht nur durch das fehlende Salz stabilisiert werden, sondern auch ein Einklang zwischen körperlicher und emotionaler Belastung erzielt werden. Das betrifft z. B. Schwingungen, die sich auf die zelluläre Ebene auswirken und durch die Verarbeitung des Mineralsalzes erzeugt werden.

Dritter Grundsatz Schüßlers

Entscheidend ist immer die Potenzierung bei den Schüßler Salzen, um die sich der dritte Lehrsatz dreht. Sie dürfen daher nur stark verrieben in kleiner Menge eingenommen werden. Das liegt auch daran, weil der Organismus in seinen Bausteinen nur kleine Mengen benötigt und verarbeitet, die körpereigenen chemischen Prozesse nur geringe Mineralanteile umwandeln. Die Zuführung des jeweiligen Mineralsalzes muss dann auf die Körpereigenschaften abgestimmt sein. Bereits eine Abweichung in kleiner Dosis kann ein Ungleichgewicht erzeugen und statt Heilung weitere Beschwerden verursachen. Vorteilhaft ist, dass Schüßler Salze bereits in entsprechender Potenz erhältlich sind und nicht selbst gemischt werden müssen.

Vierter Grundsatz Schüßlers

Eine starke Verdünnung ist auch darum notwendig, damit das Mineralsalz die Zellmembran passieren kann und über die Schleimhaut in das Blut gelangt. Nur in der richtigen Molekülgröße kann der Körper das fehlende Salz verarbeiten und den Zellen zuführen. Da Schüßler Salze häufig als Kügelchen oder Tabletten eingenommen werden, ist die Potenzierung auch dafür entscheidend, dass der Wirkstoff nicht erst im Magen landet, wo er von den Magensäften sofort absorbiert werden würde und so durch den dort stattfindenden Verarbeitungsprozess seine Wirkung nicht entfaltet. Der biochemische Vorgang findet direkt über die Schleimhaut im Mundraum statt, weshalb viele Arzneimittel auf Schüßler-Basis auch häufig länger gekaut oder auf der Zunge zersetzt werden sollen. Das betrifft sowohl die Tabletten als auch die Tropfen und Pulver.

Die Wirkung von Schüßler Salzen und die dazugehörige Diagnose

Die Wirkung der Mineralsalze hat sich häufig bewährt, wobei nicht nur tatsächliche Beschwerden behandelt werden, sondern auch das allgemeine Wohlbefinden mit der Einnahme unterstützt und gesteigert werden kann. Schüßler Salze wirken daher als Stärkung, haben keine Nebenwirkungen und sind durch die Potenzierung und Menge dazu gedacht, den Mangel bestimmter Mineralsalze im Körper auszugleichen. Sie können auch der Krankheitsvorsorge und reinen Gesundheitspflege dienen, helfen darüber hinaus auch bei akuten Beschwerden oder kleineren situationsabhängigen Problemen, z. B. bei Übelkeit, Schwindel, bei Unruhe, Nervosität oder bei Schlafstörungen.

Die Behandlung mit Schüßler Salzen gehört zu den schonendsten und erzielt gleichzeitig, da sie auf Biochemie beruht, eine außerordentliche und zuverlässige Wirkung. Während andere Alternativmethoden manchmal auch den Glauben und Willen des Patienten erfordern, wirken die Mineralsalze unabhängig davon zielgenau. Hilfreich ist es dennoch, nicht voreingenommen zu sein und sich offen mit der Therapie anzufreunden.
Daher haben Schüßler Salze immer eine aufbauende und vor allen Dingen zellregulierende Funktion und werden

entweder in Tabletten-, Kugel- oder Pulverform geschluckt, wobei das Mineralsalz auf der Zunge zergehen soll, damit der Wirkstoff direkt über die Schleimhäute aufgenommen wird und so leichter in den Blutkreislauf gelangt.

Schüßler Salze aktivieren neben ihrer eigentlichen Funktion zur Symptombekämpfung immer auch die Selbstheilungskräfte des Körpers, wirken direkt in den Zellen und können die Funktion unterstützen oder verbessern. Auch wirken die Salze als Katalysator, so dass Zellen zielgerichteter arbeiten können oder der Körper eine allgemeine Stärkung erfährt. Das kann durch ein Zusammenspiel verschiedener Schüßler Salze sein oder durch ein bestimmtes, das explizit auf die Körperbereiche wirkt. Es gibt daher eine allgemeine Einteilung aller Basis- und Ergänzungssalze, die den Hauptbereich definieren, z. B. ob das Salz für die Nerven, für die Muskeln und Knochen, für die Haut, für das Immunsystem oder für Darm und Magen geeignet ist. Darüber hinaus ist die Zuteilung allerdings nicht so einfach und wird meistens von dem Homöopathen oder Therapeuten auf den Patienten und seine Körpereigenschaften und Lebensbedingungen angepasst. Das kann durch die Antlitzdiagnose und durch andere Behandlungsmethoden, z. B. der Kinesiologie, erfolgen.

Die Antlitzanalyse im Detail

Die **Antlitzanalyse** ist von Dr. Schüßler direkt entwickelt worden, der erkannte, dass sich bei einem Mineralsalzmangel typische Spuren im Gesicht zeigen, darunter die Hautbeschaffenheit oder die Hautfärbung. Das Gesicht des Menschen verrät einiges über ihn und ist nicht umsonst auch häufig als ein Spiegel der Seele bezeichnet worden. Blässe, getrübte Augen, fahle oder unreine Haut, Glanz, Trockenheit oder Schatten an bestimmten Gesichtsstellen sind typische Merkmale und deutliche Anzeichen für Beschwerden und den damit verbundenen Mineralstoffmangel. Das rechtzeitige Erkennen früher Anzeichen kann dann eine schnelle und vorbeugende

Anwendung möglich machen, so dass mit Mineralsalzen bereits gesundheitliche Schwächen wieder ausgeglichen werden, bevor sie zu akuten Beschwerden oder sogar zu einer Erkrankung führen.

Die Antlitzanalyse wurde von verschiedenen Therapeuten weiterentwickelt, darunter von Kurt Hickethier, der in Testversuchen das Gesicht seiner Patienten über einen längeren Zeitraum beobachtete und verschiedene Glanzbildungen, Verfärbungen oder Faltenbildungen ausmachte, die zurückgingen, sobald Schüßler Salze ihre Wirkung taten. Eine rechtzeitige Einnahme konnte dann Erkrankungen vorbeugen oder schwerere Betriebsstörungen verhindern. Die Analyse nach Hickethier nennt sich „Sonnerschau“.

Die Antlitzmethode dient nur als reines Diagnoseverfahren und zur Feststellung der Mangelerscheinungen. Bestimmte Eigenschaften werden genauer analysiert und auf den jeweiligen Mineralsalzmangel zurückgeführt. Eine erweiterte Analyse ist die „Signaturen-Diagnostik“, die auch die Beschaffenheit des Haares, der Fingernägel und andere Merkmale mit einbezieht. Bei der Erforschung dieser Diagnose zeigten sich sowohl bei Schüßler als auch Hickethier Merkmale, die immer wieder gleich auftraten und auch wiederkehrten. Schüßler stellte für seine Antlitzdiagnose entsprechend für jedes Salz eine Sammlung an Eigenschaften und Merkmalen auf.

Die Antlitzdiagnose kann dabei mit der Zuordnung der Mineralsalze schnell und zuverlässig erfolgen. Sind die Augen z. B. gelblich bis braun verfärbt, fehlt das

Basissalz **„Calium fluoratum“**. Bei einer wächsernen bis glänzenden Nase fehlt das Basissalz Nr. 2 **„Calium phosphoricum“**. Bläuliche Schatten an der Nasenwurzeln deuten auf den Mangel des 3. Basissalzes hin, eine milchig rötliche Verfärbung des Augenlids auf den Mangel von **„Kalium chloratum“**, eine graue und blass Haut mit eingefallenen Schläfen benötigt die Behandlung mit **„Kalium phosphoricum“**, gelbe Falten an Kinn und Augen die mit dem 6. Basissalz **„Kalium sulfuricum“** und rote Flecken auf der Wange benötigten **„Magnesium sulfuricum“**.

Bei einem Mangel von **„Natrium chloratum“** zeigt sich ein Glanz auf den Augenlidern und die Haut wirkt aufgedunsen. Ist die Haut auf der Stirn dagegen stumpf und trocken, kann **„Natrium phosphoricum“** helfen. Bei einer gelblichen Verfärbung der

Gesichtshaut wirkt **„Natrium sulfuricum“** und Kieselerde bzw. **„Silicea“** hilft bei faltiger Haut und einer glänzenden Stirn.

Die Kinesiologie im Detail

Die **Kinesiologie** wiederum ist ein Behandlungskonzept aus dem Körpertherapie- und Chiropraktik-Bereich. Entwickelt wurde sie durch den Arzt Dr. George Goodheart. Sie folgt dem homöopathischen Ansatz und diagnostiziert bei der Verwendung von Schüßler Salzen den Mineralstoffmangel anhand der Lebensbedingungen, der Bewegungseigenschaften und der verschiedenen Vorlieben und Abneigungen des Patienten. Dazu gehören z. B. die Ernährungsgewohnheiten, darunter verschiedene Nahrungs- und Genussmittel, die bevorzugt verzehrt oder abgelehnt werden. Manche Menschen mögen mehr Süßes, andere können scharfe Speisen nicht vertragen und

wiederum andere reagieren allergisch auf Milch und Milchprodukte. Das hat Auswirkungen auf die Körperfunktionen.
Da die Kinesiologie in Verbindung mit dem Einklang von Körper und Geist steht, kann über einen Muskeltest herausgefunden werden, welcher Mangel vorliegt. Hier können beispielsweise auch Schüßler Salze helfen, Stress abzubauen, sich auf eine Prüfung vorzubereiten und Nervosität zu beseitigen.

Anwendungsbereiche - Gegen welche Beschwerden helfen Schüßler Salze?

Krank kann der Mensch auch werden, wenn die Zellen ständig arbeiten müssen, um gefährdende Reize abzuwehren. Das führt zu einem Abbau der Mineralstoffe und zu einer Zellen-Dysbalance, wodurch der Körper wiederum anfälliger wird und auch deutliche Mangelerscheinungen zeigt.

Im gesunden Zustand erhalten Zellen immer alle Mineralstoffe, die sie benötigen, so dass sich die Moleküle störungsfrei bewegen können und die Funktionsweise, der Aufbau und die Erneuerung gewährleistet sind. Der Ausgleich mit Schüßler Salzen ermöglicht eine schonende Therapie, die auch als ein Kombinationsverfahren zu empfehlen ist. So können Mineralsalze nicht nur in verschiedenen Basis- und Ergänzungssalzen eingenommen, sondern auch mit anderen Mineralstoffpräparaten oder homöopathischen Mitteln kombiniert werden.

Schüßler Salze können vielseitig angewendet werden und helfen gegen akute Beschwerden, Schmerzen, gegen alle Symptome von Krankheiten, gegen emotionale Probleme, Erschöpfung, Schlafstörungen, gegen Übergewicht, Karies oder Hautprobleme. Behandelt werden können allgemeine Probleme wie Entzündungen, Heuschnupfen, Asthma, Rheuma, Blutdruck- und Kreislaufprobleme, Reiseübelkeit, ein

Sonnenbrand, zu starkes Schwitzen, Insektenstiche, Kopfschmerzen oder Verdauungsprobleme. Spezifischer wird die Zuordnung des jeweiligen Minerals oder deren Kombination dann bei einzelnen Anwendungsbereichen, darunter alle Formen an Krankheitsbildern, die von den leichteren Beschwerden auch bis zu chronischen Krankheiten oder schwereren Verletzungen führen. Auch zur Suchtentwöhnung, z. B. bei Nikotin oder Alkohol, können Schüßler Salze eingesetzt werden, genauso eine gute Unterstützung beim Heilfasten sein.

Die vielseitige Wirkung und Kombinationsmöglichkeit von Schüßler Salzen kann verschiedene Kategorien möglich machen, um die Anwendungsbereiche näher zu definieren. Tatsächlich helfen die Salze bei so gut wie allen Störungen des Körpers und bei

Krankheiten bzw. haben eine unterstützende und heilende Wirkung. So gibt es Mineralsalze für Kinder, für ältere Menschen, für Sportler, für die Wechseljahre, für die Schwangerschaft, Geburt und Stillzeit. Auch helfen bestimmte Salze beim Abnehmen, bei kosmetischen Verbesserungen, bei Alterserscheinungen, bei Appetitlosigkeit oder Heißhunger, bei körperlicher Anstrengung, bei Ängsten, Cellulite, brüchigen Nägeln, bei Haarausfall, Hyperaktivität, bei Blasenentzündung, Blähungen oder bei einer starken Belastung der Seele. Sowohl als Vorbeugung oder zur direkten Behandlung akuter Beschwerden ist die Einnahme von Mineralsalzen sinnvoll, die dann auf den Mangel abgestimmt werden. Auch kann die Leistungsfähigkeit oder die Ausdauer durch Schüßler Salze gesteigert werden.

Eine Wirkungsweise, die gezielt auf nur ein Symptom ausgerichtet ist, wird meistens bei der Behandlung mit Schüßler Salzen nicht angestrebt. Dennoch sind sie so definiert, dass die Funktion des Mineralsalzes eindeutig festgelegt ist, wo das Salz günstig seine Wirkung tut und was auch die natürliche Funktion des gleichen Mineralstoffs im Körper ist, um den Mangel wieder auszugleichen. Dadurch können die Basissalze z. B. speziell für Nerven, Muskeln, Haut oder Haare sein, sich für akute Beschwerden, für Verletzungen, Entzündungen oder eine Erkältung eignen oder eine Stärkung des Immunsystems erzielen. Die Einteilung ist jedoch grob und zum Teil auch abwechslungsreich. Da immer auch der individuelle Mensch in seinen Eigenschaften und Merkmalen in die Behandlung mit einbezogen wird, können Mineralstoffe unterschiedlich gut oder schlecht wirken und eine Neudiagnose und Einnahme notwendig machen. Schüßler Salze sind daher nicht so konzipiert, dass sie alleine für bestimmte Symptome gedacht sind. Erst die Kombination der Wirkung erlaubt die gesundheitliche Verbesserung, wenn der Mineralsalzmangel erkannt ist.

Liste der Schüßler Salze – Basissalze und Ergänzungssalze im Überblick:

Wie bereits gezeigt, gibt es 12 Basissalze und 15 Ergänzungssalze, die für verschiedene Beschwerden und Anwendungsbereiche geeignet sind, häufig auch kombiniert werden. Da Schüßler Salze nie als ein Medikament wirken und eingenommen werden, sondern ihre Wirkung in Hinblick auf bestimmte Symptome und Körpereigenschaften entfalten, können mehrere Mineralsalze auch für ein Anwendungsgebiet dienen oder in einer Kombination auf verschiedene Körperbereiche wirken.

Wird erst die Ursache der Beschwerden genauer diagnostiziert, kann auf die Auslöser konkret reagiert werden. Daher können Schüßler Salze auch psychische Probleme behandeln oder beim Abnehmen helfen, da die richtige Kombination die Ursache für die Symptome behandelt und die fehlenden Mineralsalze die Selbstheilungskräfte aktivieren oder den Stoffwechsel anregen.

Schüßler Salze werden gegenüber der Homöopathie ohne Dynamisierung und Verschüttung hergestellt und sind in drei Tiefenpotenzen erhältlich, die auch eine Selbstbehandlung gestatten. Da das Verreibungsverhältnis häufig 3 bis 12 Mal erfolgt, entfaltet sich die Wirkung erst bei der mehrmaligen Einnahme des Mineralsalzes. Die 12 Basissalze basieren dabei auf die grobstofflichen Mineralien, die auch im Körper den Zellaufbau bewirken. Dazu gehören Calcium, Eisen, Magnesium, Kalium, Natrium und Silicea.

Essentielle Spurenelemente und Mineralstoffe im Körper in Verbindung mit Schüßler Salzen

Silicea ist Kieselerde und in fast allen Körperzellen vorhanden, darunter besonders in denen, die schnell wachsen. Silicea unterstützt den Haarwuchs, das Bindegewebe, reguliert den Hautstoffwechsel und kann auch Feuchtigkeit binden. Ebenfalls hat Kieselerde eine Wirkung auf das Immunsystem, bindet z. B. Viren und Bakterien und wird daher auch zur Behandlung von Entzündungen oder innerlichen und äußerlichen Verletzungen verwendet.

Natrium wird in den Knochen gespeichert und bei bestimmten Mangelerscheinungen direkt ins Blut abgegeben. Es reguliert in Verbindung mit Kalium den Elektrolyt- und Wasserhaushalt, ist wichtig für die Nerven- und Muskelfunktionen und für den Säure-Basen-Haushalt. Ein Natriummangel bewirkt Schweißausbrüche und Durchfall, eine zu hohe Menge kann Bluthochdruck verursachen.

Kalium kommt hauptsächlich im Inneren der Zellen vor und reguliert den Herzschlag, den Blutdruck und die Übertragung aller Nervenimpulse. Es unterstützt die Transportvorgänge im Körper und kann bei einem Mangel zu Störungen des Herzschlags oder zu Muskelschwächen führen. In einer zu starken Dosierung wirkt Kalium harntreibend und regt die Nieren zu einer erhöhten Harnproduktion an. Ebenso kann eine Überversorgung Herzbeschwerden auslösen.

Magnesium ist als Schüßler Salz eines der wichtigsten, hat aber auch im Körper entscheidende Funktionen. Es ist wichtig für die Nervenimpulsübertragung, für die Muskelkontraktion, für den Aufbau von Proteinen und den Fettstoff- und Kohlenhydratwechsel.

Ein Magnesiummangel kann Durchblutungsstörungen und Gefäßverengungen hervorrufen, die bis zu Krämpfen und Lähmungserscheinungen führen. Auch eine zu hohe Menge ist schädlich und senkt den Blutdruck, verändert die Muskulatur- und Blasenfunktion.

Eisen wiederum ist ein Spurenelement, das als Baustein für die roten Blutkörperchen dient und auch am Transport des Sauerstoffs im Blut beteiligt ist. Eisen sorgt für den Aufbau des Muskelfarbstoffs Myoglobin und macht etwa 70 Prozent des Hämoglobins aus. Umwandlungsprozesse werden vereinfacht, während auch die Kollagenbildung gefördert wird. Ein Mangel verursacht Leistungsschwächen und Entzündungen. Die Eisenaufnahme kann auch durch verschiedene Beschwerden gestört werden, darunter durch eine entzündete Darmschleimhaut oder zu starke Regelblutungen.

Calcium ist zu 99 Prozent an Phosphor gebunden und kommt in Zähnen und Knochen vor. Es dient der Übertragung der Impulse, der Muskelkontraktionen und der Blutgerinnung. In Verbindung mit Vitamin D wird es schneller verarbeitet. Ein Mangel führt zu Herzproblemen, Bluthochdruck, Osteoporose und Muskelkrämpfen.

Alle Schüßler Salze im Überblick

Fehlen bestimmte Mineralsalze in den Zellen, können sie durch die Zuführung von Schüßler Salzen wieder normalisiert werden. Die Mineralsalztherapie umfasst 12 Basissalze, die entsprechend die lebenswichtigen Funktionen im menschlichen Körper anregen und bei einer systematischen Anwendung Störungen reduzieren und Beschwerden und Krankheiten lindern. Die Salze hängen dabei mit den Impulsen für die Selbstheilung des Körpers zusammen und wirken durch die Potenzierung und Menge besonders schonend. Nebenwirkungen gibt es nicht.

Die Basissalze Nr. 1 bis 12

Calcium fluoratum

Das erste Schüßler Salz ist „Calcium fluoratum“ und als farbloses Kristall oder weißes Pulver erhältlich. Die Potenz für dieses Mineralsalz kann D6 oder D12 sein. Das natürliche Vorkommen im Körper im Zahnschmelz, in den Knochen, den Sehnen und in der Oberhaut ermöglicht dann eine Behandlung der betroffenen Beschwerden und Symptome, darunter bei Schmerzen in den Gelenken und Knochen, bei Bandscheibenproblemen und Rückenschmerzen, bei Störungen im Bindegewebe oder in der Haut, z. B. Krampfadern und bei Karies oder lockeren Zähnen. Als Salz sorgt „Calcium fluratum“ für die zellulären Körpervorgänge der Gewebestruktur und der Blutgefäße.

Verwendet wird das Mineralsalz auch bei einer Schwächung der Stützstruktur oder hilft, verhärtetes Gewebe wieder flexibel zu machen, z. B. bei Rückenschmerzen oder verklebten Faszien. Da Calium Kreatin bindet, bewirkt es eine Zellenstabilisierung und ist auch gut gegen Falten oder zur schnelleren Heilung von Narben.

Calcium phoshoricum

Das Salz steht als Nummer 2 in der Liste der Basissalze von Schüßler und wird als D6-Potenz ausgegeben. Enthalten ist es in Knochen und Zellen, wird entsprechend auch bei einem Mangel in diesen Bereichen eingesetzt. Es bewirkt den Austausch von Stoffen und Impulsen, stärkt den Knochenwachstum und die Zahnstruktur, dient einer schnelleren Heilung und Regeneration bei Knochenbrüchen und regt die Muskelkontraktion an. „Calcium phoshoricum" reduziert auch den Ausstoß von Histamin und stärkt das Immunsystem. Es ist wasserlöslich und wird häufig dann eingesetzt, wenn die Haut fahl wirkt oder Blässe im Gesicht festgestellt wird.

Ferrum phosphoricum

Schwarz oder farblos kann Ferrum phosphoricum“ kristallisiert sein und ist als drittes Salz Blaueisenerz oder Eisenphosphat in der Potenz D12. Da Eisen im Hämoglobin und in allen Körperzellen vorkommt, wird es im zugeführten und stark verdünnten Mineralsalz bei einer Immunschwäche oder bei diversen Entzündungen verwendet. Es regt den Sauerstofftransport im Blut und den Stoffwechsel an, kann auch bei einer Körperentgiftung hilfreich sein, z. B. beim Fasten. Hier stärkt es die Durchblutung und die Stabilität der Gefäße.

„Ferrum phosporicum“ wird bei grippalen Effekten, Erkältungen und bei leichteren Schmerzen und Kopfschmerzen angewendet. Brüchige Nägel oder unreine Haut sind Anzeichen für einen Eisenmangel.

Kalium chloratum

Das 4. Mineralsalz ist Kaliumchlorid als D6-Potenz. Kalium ist in den roten Blutkörperchen und Zellen, in den Aufbaustoffen des Bindegewebes und in der Haut enthalten, beeinflusst entsprechend die Drüsenfunktionen und bindet Gifte.

Das ermöglicht eine Behandlung von chronischen Beschwerden, bei denen es wichtig ist, eine entzündungshemmende Wirkung zu erreichen. Besonders die Schleimhäute können behandelt werden, darunter Beschwerden wie Halsschmerzen, Husten oder Bronchitis.

Das Mineralsalz wird häufig mit anderen Schüßler Salzen kombiniert und kann dann auch eine positive Wirkung auf Nieren- und Darmprobleme haben. Es wirkt sich günstig auf die Nerven, Gehirn- und auf die Blutzellen aus.

Kalium phosphoricum

Zu den Basissalzen gehört auch Kaliumphosphat, das gegen geistige und körperliche Schwächen und Erschöpfungszustände hilft. Es ist natürlich in den Muskeln und Nerven, im Blut und in den Gehirnzellen vorhanden und eignet sich darum auch hervorragend zur Behandlung von Nervenerkrankungen. Es stärkt Blut, Muskeln, Gehirn und Nerven, ist gut bei Depressionen oder bei Konzentrationsschwäche. Ausgegeben wird es meistens in der Potenz D6, z. B. wenn der Energiestoffwechsel angeregt werden oder die Leistungsfähigkeit gesteigert werden soll. Hervorragend wirkt „Kalium phosphericum“ auch bei Magen- und Darmproblemen, bei Haarausfall oder bei Fieber. Das 5. Salz wird häufig mit anderen kombiniert, um die Wirkung zu optimieren.

Kalium sulfuricum

Als D6-Potenz wirkt sich das 6. Salz besonders günstig auf Schleimhäute und Haut aus, hilft gerade bei chronischen Erkrankungen. Es hilft bei einer Entgiftung des Körpers, bei diversen Hauterkrankungen und bei Entzündungen im Bereich der Schleimhäute. Auch brüchige Nägel können behandelt werden, wobei das Mineralsalz stärkend wirkt und den Sauerstofftransport anregt, wodurch wiederum eine Zellenerneuerung der Fall ist. Verwendet wird es bei einer Behandlung von Karies, Zahnschmerzen, bei Bindehautentzündungen und bei Kopfschmerzen. Auch emotionale Probleme können gelindert werden, z. B. Depressionen oder Erschöpfungszustände. Das Salz gibt es häufig in Kugel- oder Tablettenform oder als Bestandteil in Gelen und Salben.

Magnesium phosphoricum

Wie bereits erwähnt, ist Magnesium ein wichtiges Körpermineral, kommt fast überall im Körper vor und ist auch unter den Schüßler Salzen ein entscheidendes, das nicht umsonst als „heiße Sieben" bezeichnet und in der D6-Potenz ausgegeben wird. Gegenüber anderen Schüßler Salzen wird „Magnesium phosphoricum" weniger über die Schleimhaut im Mund absorbiert, sondern erfordert die direkte Einnahme. Es kann ein hervorragendes Akutmittel sein, auch als Entspannungsmittel dienen.

Verwendet und verschrieben wird es von Homöopathen meistens bei Muskelkrämpfen, Schmerzen und Schilddrüsenproblemen. Auch eine Behandlung der Nerven ist möglich, so dass der Wirkstoff auf die Psyche beruhigend wirkt, z. B. innere Unruhe oder Angstzustände reduziert. Besonders bei akuten Schmerzen kann das 7. Mineralsalz der Basissalze schnelle Wirkung tun. Das betrifft auch Erregungszustände oder Verspannungen.

Natrium chloratum

Bei diesem Mineralsalz handelt es sich um einfaches Kochsalz, das als Natriumchlorid in der D6-Potenz und als weißes Pulver ausgegeben wird. Natrium kommt in den außerzellulären Flüssigkeiten, im Magen, in den Nieren, Sehnen, Knochen und Knorpeln vor. In der Natur ist Natriumchlorit als Salzsäure, als Stein- oder Meersalz vorhanden.

Die Einnahme bewirkt entsprechend eine bessere Regulierung des Wärme- und Flüssigkeitshaushalts und des Stoffwechsels. Gleichzeitig wird die Zellteilung verbessert, während auch psychische Belastungen behandelt werden können, darunter Müdigkeit oder Depressionen. Das 8. Salz wird oftmals mit anderen Basis- oder Ergänzungssalzen kombiniert, hilft dann z. B. gegen Verstopfungen oder Durchfall, gegen Übelkeit und Schwindel, gegen trockene

Haut, Cellulite oder Schweißausbrüche. Nach Dr. Schüssler reguliert dieses Salz den körpereigenen Flüssigkeits- und Wärmehaushalt, wird über die Nahrung aufgenommen und reguliert sämtliche Stoffwechselvorgänge.

Natrium phosphoricum

Natriumphosphat in der D6-Potenz steht in Verbindung mit einer Behandlung von Blähungen, Verdauungsstörungen, Übelkeit, Blasenentzündungen, wird auch bei Gelenkschmerzen und Gicht eingenommen. Natürlich kommt das Salz in den Nerven, Muskeln, im Gehirn und im Bindegewebe vor, ist auch Bestandteil der roten Blutkörperchen. Gerade bei einer Übersäuerung des Körpers kann „Natrium phosporicum" gute Dienste leisten und die Entgiftung unterstützen. Häufig wirkt sich das Mineral auch günstig bei Fettleibigkeit oder für die Gewichtsreduzierung aus, da es den Fettstoffwechsel beeinflusst. Auch Hauptprobleme, Ekzeme oder Akne können mit Natriumphosphat behandelt werden.

Natrium sulfuricum

Das 10. Mineralsalz der Basissalze dient vor allen Dingen der Entschlackung des Körpers und als Abführmittel, z. B. um die Verdauung anzuregen, die Darmtätigkeit zu unterstützen oder den Flüssigkeitshaushalt zu beeinflussen. Natriumsulfat hat entsprechend immer eine abführende Tendenz und wird in sehr kleinen Mengen und in der üblichen D6-Potenz eingenommen. Es kommt auch natürlich im Körper vor, darunter in der Gewebeflüssigkeit.

Das Mineralsalz ist darüber hinaus auch entzündungshemmend und kann u. a. rheumatische Schmerzen lindern. Sehr gut ist „Natrium sulfuricum" in Verbindung mit dem Heilfasten zur Körperreinigung.

Silicea

Kieselerde gibt es in der Potenz D12 und ist natürlicher Bestandteil des Bindegewebes. Als 11. Basissalz kann es helfen, das Bindegewebe zu stärken und den Sauerstofftransport anzuregen. Kieselsäure wiederum ist eine Verbindung als Silizium und Sauerstoff, kommt als Aufbausubstanz für die Kollagenbildung zum Einsatz. Das Mineralsalz bewirkt daher eine Hautverjüngung und bessere Elastizität, baut Knorpel, Sehnen und Knochen auf.

Daher wird es häufig bei Hautproblemen, bei Pickeln, Akne und Falten verschrieben, kann auch dazu dienen, einen Sonnenbrand zu behandeln oder Insektenstiche vor einer Entzündung zu bewahren. „Silicea“ stärkt das Immunsystem und fördert die Wundheilung. Auch verhindert es die Arterienverkalkung und macht die Venen elastischer.

Calcium sulfuricum

Das 12. und letzte Basissalz ist nichts anderes als Calciumsulfat bzw. Gips. Es wird als weißes D6-Potenz-Pulver verabreicht und kommt auch ganz natürlich in der Leber, in den Knochen und Knorpeln und in der Galle vor. Dadurch ist eine Behandlung akuter Beschwerden im Bereich der Gelenke möglich, z. B. als Stärkung oder zur Linderung von Gelenkschmerzen. Das Mineral stärkt das Bindegewebe und fördert auch den Transport von Gift- und Abbaustoffen. Es hat eine entzündungshemmende Wirkung und hilft, Schlacken aus dem Körper zu befördern und Fresszellen zu aktivieren.

Schüßler hatte in seiner ursprünglichen Liste diesem Mineral eine eher untergeordnete Funktion zugewiesen, da die Forschungen zu seiner Zeit noch nicht so weit waren und die reinigend entgiftende Wirkung unbekannt blieb. Tatsächlich sorgt das Calciumsulfit aber für die Stärkung des Immunsystems und ist als Kombinationssalz ausgezeichnet, z. B. zur Entgiftung von Darm, Leber, Galle und Nieren. Das macht eine Behandlung von eiternden Entzündungen ebenso möglich wie die Linderung von Durchfall oder Gelenkschmerzen.

Die 15 Ergänzungssalze 13 bis 27

Nach dem Tod Schüßlers wurde die Liste der Basissalze nach und nach erweitert und konnte um wichtige Salze ergänzt werden. Die spätere Auflistung hing damit zusammen, dass viele Mineralstoffverbindungen im Körper noch unbekannt waren und erst mit der Zeit nachgewiesen werden konnten. Ergänzungssalze dienen meistens als Zusatz und für die Kombination mit den 12 anderen Basissalzen. Sie fördern eine schnellere Verarbeitung im Körper oder definieren genauer ein bestimmtes Anwendungsgebiet. Sie sind mit der Nummer 13 bis 27 aufgelistet und in ihren Anwendungsmöglichkeiten definiert.

Schüßler Salze

Kalium arsenicosum

Das 13. Mineralsalz ist Kaliumarsenit in der Potenz D6. Natürlich kommt es im Organismus in Niere, Leber, Schilddrüse, im Gehirn, in der Haut und in den Haaren vor. Behandelt werden daher mit „Kalium arsenicosum“ diverse Hautprobleme. Es kann aber auch allgemein für eine Steigerung der Leistungsfähigkeit und Lebenskraft eingenommen werden. Dieses Mineralsalz ist eine hervorragende Erweiterung für die Behandlung, wenn die anderen 12 Basissalze ihre Wirkung verfehlt haben. Das betrifft besonders Hauterkrankungen und Beschwerden an den Schleimhäuten. Auch kann das Mittel dann verwendet werden, wenn der Anwender sich von einer schwereren Krankheit erholt oder an Erschöpfungszuständen leidet.

Kalium bromatum

Kaliumbromid kommt in den Hormondrüsen vor und wird in der Potenz D12 bei Entzündungen oder bei der Stabilisierung des Nervensystems angewendet. Es dämpft die Übererregung der Nerven, reguliert die Drüsentätigkeit und wirkt entspannend. Dazu hat es eine entzündungshemmende Funktion. Das Mineralsalz gilt als Betriebsstoff für die Hirnanhangdrüse und Schilddrüse.

Hilfreich ist das 14. Schüssler Salz bei Unruhe, Gedächtnis- und Konzentrationsstörungen, bei Einschlafproblemen und durch Stress hervorgerufene Symptome.

Kalium jodatum

Das 15. Salz ist Kaliumjodid in der D12-Potenz. Natürlich ist es im Körper im Magen, in der Leber, Niere, Milz, in der Schilddrüse, in Haut und Haaren enthalten. Es kann helfen, die Blutzusammensetzung im Körper zu beeinflussen und so z. B. einen erhöhten Blutdruck zu senken. Auch bei Schilddrüsenstörungen wird es verwendet, da es ein Funktionsstoff für die Schilddrüse ist und die Iod-Aufnahme reguliert. Der enthaltene Jodgehalt hat auch Wirkung auf die verschiedenen Stoffwechselprozesse. Herrscht ein Mangel dieses Mineralsalzes vor, kann es zu Fehlfunktionen der Schilddrüse kommen, z. B. als Über- oder Unterfunktion. Auch ist das Mineralsalz in der Lage, die Verdauung anzuregen und den Appetit zu fördern.

Lithium chloratum

Das entscheidende Mineralsalz für Blasen- und Nierenprobleme ist Lithiumchlorid. Es wird in der D12-Potenz hergestellt und dient der Förderung von Ausscheidung und dem Stoffwechsel. Hilfreich ist dieses Salz bei Blasen- und Nierenproblemen, auch bei Herz- und Schilddrüsenproblemen und steigert u. a. den Harnstoff, so dass Zellen und Gewebe besser befeuchtet werden. Psychische Belastungen werden mit diesem Salz eingegrenzt, z. B. Depressionen, Angstzustände oder Melancholie. Auch bei einer Immunschwäche kann das Salz ergänzend hinzukommen.

Manganum sulfuricum

Als Pulver kann das 17. Ergänzungssalz als kristallartiger Feststoff weiß oder rosafarbig sein. Es gilt als ein Salz, dass die Sauerstoffverteilung im Gewebe anregt. Es ist stark verdünnt und steigert auch die Blutzirkulation und Bildung der Blutkörperchen. Natürlich ist es daher in den Knorpeln und im Blut vorhanden, regt das Nervensystem und den Stoffwechsel an und lässt sich mit anderen Basissalzen hervorragend kombinieren, darunter mit Magnesiumphosphor, Calciumphosphor oder Natriumchlorat.

Calcium sulfuratum

Kombiniert wird auch das 18. Ergänzungssalz und kann so als hervorragender Katalysator dienen. Calciumsulfid ist in den Muskeln, der Leber, der Bauchspeicheldrüse, geringfügig auch in den Schleimhäuten und in der Haut enthalten, wirkt gegen starke Erschöpfungszustände und Gewichtsverlust. Es unterstützt eine Entgiftung des Körpers und fördert den Abbau von Gift- und Schadstoffen. Auch die Glukosespeicherung kann mit „Calcium sulfuratum“ angeregt werden, besonders im Bereich der Leber, Muskeln und der Milz.

Cuprum arsenicosum

Das natürliche Vorkommen von Kupferarsenit zeigt sich in der Galle und in der Leber. Als Mineralsalz aus den Ergänzungssalzen wird es in der D12-Potenz ausgegeben und soll den Nervenstoffwechsel und das Gehirn anregen. Daher kann es eine Stärkung für die Verdauungsorgane, für das Nervensystem und die Haut sein, wirkt in der Kombination bei Krampfzuständen und bei Nervenschmerzen. Die Gefäße werden elastischer gemacht, einen positiven Einfluss hat das 19. Ergänzungssalz auch auf die roten Blutkörperchen und deren Bildung. Bei einem Mangel dieses Mineralsalzes sind das Immunsystem und die Körperabwehr geschwächt. Das kann z. B. auch zu Haarausfall führen oder zu einem frühzeitigen Ergrauen der Haarstruktur. Das Mineralsalz kann antioxidativ wirken und oxidativem Stress vorbeugen.

Kalium aluminium sulfuricum

Viele ältere Menschen kämpfen mit ersten Anzeichen von Vergesslichkeit oder sogar mit schwerwiegenderen Problemen wie Alzheimer und Demenz. Das hängt u. a. auch mit dem Flüssigkeitsverlust im Gehirn zusammen, der durch Kalium-Aluminiumsulfat wieder ausgeglichen werden kann. Dabei handelt es sich um Alaun, das im Körper dazu dient, das Bindegewebe zu stärken und zu reinigen und den Transport von Aluminium zu verbessern. Es hat als Doppelsalz eine entzündungshemmende Wirkung und hilft bei der Stabilisierung der Zellmembranen. Nach Impfungen kann Alaun eine stärkende Wirkung auf das Immunsystem haben.

Zincum chloratum

Allergien sind für viele Menschen eine Belastung und können auch plötzlich oder mit zunehmendem Alter auf einmal auftreten. Das 21. Ergänzungssalz Zinkchlorid ist für die Behandlung solcher Symptome gedacht und stärkt auch allgemein die Körperimmunabwehrkräfte. Natürlich ist es im Immunsystem, in der Milz, in den Zellen, Knochen, Sehnen und Bändern enthalten, die entsprechend durch die Einnahme auch im Aufbau unterstützt werden. Der Stoffwechsel wird angeregt und die Ausleitung von Schwermetallen vereinfacht. Als wichtiges Spurenelement dient Zinkchlorid immer zur Zellenmembranstabilisierung und fördert sowohl die Elastizität des Bindegewebes als auch die Kollagenbildung. Daher kann das Ergänzungssalz auch eine verjüngende Funktion haben.

Calcium carbonicum

Ein weiteres Mineralsalz für den Säure-Basen-Haushalt ist Kalziumkarbonat. Bekannt ist es als Kalk oder Kreide, wird dann auch in der D12-Potenz ausgegeben. Das natürliche Vorkommen im Organismus betrifft das Lymphsystem und vor allen Dingen die Knochen. Es hilft bei Stoffwechselproblemen, bei Hauterkrankungen und stabilisiert den Energiehaushalt. Symptome für einen Mangel lassen sich u. a. auch an einer frühzeitigen Hautalterung erkennen. Verbraucht wird das Mineralsalz im Körper stärker, wenn bestimmte Charaktereigenschaften vorhanden sind, z. B. Sturheit oder Verbissenheit. Das biochemische Ungleichgewicht zeigt sich dann durch innere Blockaden.

Natrium bicarbonicum

Ein biochemisches Funktions- und Ergänzungsmittel ist das 23. Schüßler Salz. Auch dieses soll den Säure-Basen-Haushalt ausbalancieren, Verbrennungsvorgänge im Körper unterstützen, z. B. indem es Kohlendioxid bindet, das bei solchen Prozessen entsteht. Natriumbikarbonat regt die Harnsäurebildung an und wirkt auch direkt auf die Bauchspeicheldrüse. Das macht die Einnahme bei einer Übersäuerung des Körpers sinnvoll, ebenso bei daraus resultierenden Erkrankungen wie Gicht. Das Salz wird in der Kombination mit dem 9. Basissalz „Natrium phosphoricum“ eingenommen und dient als Katalysator.

Arsenum jodatum

Arsen klingt hochgiftig, ist als Arsentrijodid jedoch besonders für Hautprobleme und Schleimhauterkrankungen zu empfehlen. Es wirkt auf den gesamten Körper und kann z. B. helfen, die Stoffwechselvorgänge zu verlangsamen, damit der Körper Energie aufbauen kann. Besonders bei Akne, Hautauschlägen oder allergischen Reaktionen ist das 24. Ergänzungssalz eine gute Wahl. Mit der Verbindung aus Jod kann auch die Schilddrüsenfunktion beeinflusst werden, die bei einer Unter- oder Überfunktion verschiedene Störungen auslöst, die sich auch auf die Psyche auswirken, darunter in Form von Nervosität, Antriebslosigkeit, Übergewicht oder Schlafstörungen. Selbst bei Atemwegerkrankungen kann das Ergänzungssalz wirksam sein, z. B. bei Bronchitis oder Asthma.

Aurum chlroatum natronatum

Aurum ist Gold, in er Verbindung mit Natrium dann Goldsalz. Der Anteil im Körper ist relativ gering, darunter in der Zirbeldrüse, in der Leber und im Herzen. Dennoch kann das 25. Ergänzungssalz eine positive Wirkung auf den gesamten Körperrhythmus haben, besonders auf den Schlaf- und Menstruationszyklus. Daher hilft es bei solchen Beschwerden als stärkende D12-Potenz. Mit einer Kombination anderer Basissalze kann es auch bei psychischen Problemen helfen, z. B. bei leichteren Depressionen. Weitere Beschwerden, die behandelt werden können, betreffen das zentrale Nervensystem, das Immunsystem oder das Herz-Kreislauf-System.

Selenium

Bei dem 26. Ergänzungspräparat handelt es sich im eigentlichen Sinne nicht um ein Mineralsalz, sondern um das chemische Spurenelement Selen. Es wird immer über die Nahrung aufgenommen, ist entsprechend kein körpereigener Stoff und dient vor allen Dingen in der D12-Potenz stark verdünnt dem Schutz der Leber. Darüber hinaus wirkt es antioxidativ, hat eine aufbauende und stärkende Wirkung auf die Zellen und das Immunsystem und hilft, freie Radikale zu bekämpfen und damit die Zellschädigung zu verhindern. Eingesetzt wird es auch bei Erschöpfungszuständen oder bei Sehstörungen und Augenleiden. Für die entgiftende Funktion in der Leber wird es mit anderen Salzen kombiniert, darunter mit „Natrium sulfiricum“.

Kalium bichromicum

Das letzte und 27. Ergänzungssalz ist Kaliumbichromat. Empfehlenswert ist eine Behandlung mit diesem Mineralstoff bei einer Glukoseintoleranz, bei starkem Übergewicht oder Bluthochdruck. Natürlich ist es in der Leber enthalten, kann auch die Blutgefäße stärken oder den Stoffwechsel anregen. Der Cholesterinspiegel wird durch „Kalium bichromicum" reguliert, ebenso der Insulinausstoß. Mit dem Mittel kann auch einem Chrommangel vorgebeugt. Das macht eine Einnahme bei Leistungssportlern sinnvoll.

Dosierung und Einnahmeformen

Für die Einnahme von Schüßler Salzen lohnt sich meistens der Gang zum Therapeuten, damit die Symptome genau diagnostiziert werden können und die richtige Dosierung eine schnellere Heilung ermöglicht. Eine einheitliche Dosierung ist nicht gegeben, auch wird immer zwischen chronischen und akuten Beschwerden unterschieden. Da es sich um eine vereinfachte und sehr sanfte Behandlungsform handelt, sind keine Nebenwirkungen bekannt. Die Einnahme muss aber, ganz im homöopathischen Sinn, an den Patienten und seine Merkmale und Eigenschaften angepasst werden.

Die Salze wirken nicht einmalig, sondern erst durch die häufigere Einnahme. Normalerweise werden die Basis- und Ergänzungssalze kombiniert oder auch individuell einzeln verabreicht, können von Erwachsen und Kindern ab zwölf Jahren eingenommen werden. Bei akuten Schmerzen oder Beschwerden werden Schüßler Salze in sehr kurzen Zeitabständen, darunter alle 10 bis 15 Minuten, eingenommen. Meistens erfolgt das durch die Einnahme einer oder mehrerer Tabletten oder durch Globuli, wobei fast alle Salze im Mund behalten werden und langsam zergehen müssen, damit sich der Wirkstoff über die Schleimhäute entfaltet.

Auch Säuglinge und Kleinkinder können mit Schüßler Salzen behandelt werden, wobei die Anwendung sehr schonend ist.

Hier ist die Dosierung mit größeren Abständen besser, so dass etwa 4 Tabletten über den Tag verteilt eingenommen werden. Abhängig ist die Einnahme jedoch immer von der Art der Beschwerden und von der Reaktion des Körpers auf das Mineralsalz. Günstig ist die Einnahme vor einer Mahlzeit, damit die Absorption über die Mundschleimhaut nicht beeinflusst wird.

Cremes und Salben mit Schüßler Salzen werden ebenfalls häufiger angewendet und immer auf die betroffene Stelle am Körper aufgetragen. Das ist in dünner Schicht etwa einmal pro Stunde sinnvoll. Darüber kommen ein Pflaster oder eine Binde, damit der Wirkstoff in die Haut oder Wunde eindringen kann. Das kann zwei- bis dreimal täglich erfolgen.

Wichtig ist, die Körperreaktionen zu beobachten und die Dosierung anzupassen bzw. lieber etwas niedriger anzusetzen. Neben Therapeuten und Homöopathen können auch Apotheker Auskunft über die Anwendungsbedingungen geben.

In Zusammenhang mit der Traditionellen Chinesischen Medizin sind Körperorgane im Tagesrhythmus etwa 2 Stunden lang aktiver als in der übrigen Zeit. Das ist am Morgen und in der Nacht zwischen 3 und 4 Uhr der Fall. Schüßler Salze können entsprechend für eine Stärkung von Organen auch mit einer Organuhr eingenommen werden, jedoch betrifft das Mineralstoffdefizit meistens nie nur ein Organ allein, sondern verschiedene Körper- und Gewebebereiche. Daher genügt auch eine angepasste und freiere Dosierung.

Schüßler Salze in der Ernährung

Nicht nur natürlich im Körper, auch in Lebensmitteln kommen Mineralsalze vor und helfen dabei, eine positive Wirkung auf den Organismus auszuüben. Die Ernährung spielt entsprechend für die Gesundheit und für einen angestrebten Heilungsprozess eine entscheidende Rolle. Sie sollte immer ausgewogen sein, ausreichend Proteine, Ballaststoffe, Vitamine, Mineralien und Spurenelemente enthalten. Bei der Behandlung mit Schüßler Salzen wird der Heilprozess so stark verbessert, wenn die Ernährung stimmig und vollwertig ist.

Alle Basissalze können durch

entsprechende Lebensmittel schneller wirken und daher mit einer gezielten Ernährung abgestimmt werden. Eine genaue Auflistung gibt es zwar nicht, jedoch fördern bestimmte Speisen die Verarbeitung und werden dann bevorzugt gegessen. So können z. B. Käse, Sojamehl, Paranüsse, Brennesel und Spinat bei der Einnahme des Basissalzes **„Cacium fluoratum“** helfen. Für **„Calcium phosphoricum“** sind Lebensmittel wie Brokkoli, Haselnüsse, Krabben, Soja, Sonnenblumenkerne und Buttermilch gut. **„Ferrum phosphorium“** wirkt mit einer Ernährung aus grünen oder weißen Bohnen, mit Erbsen, Hirse, Kürbiskernen, Roggen und Leinsamen besonders positiv.

Günstige Auswirkungen auf die Einnahme mit **„Kalium chloratum“** haben Schafskäse, Tomaten, Kokosnuss, Hefeflocken, Hafer oder Bananen.

„Kalium phosphorium“ wirkt mit dem Verzehr von viel Knoblauch, Erdnüssen, Artischocken, Walnüssen, Pinienkernen und Parmesan. Bei **„Kalium sulfuricum“** helfen Äpfel, Cashewnüsse, Dinkel, Sesam, Weizen, Gerste, Weich- und Blauschimmelkäse. **„Magnesium phosphoricum“** benötigt Dinkel, Knoblauch, Naturreis, Mais, Sonnenblumenkerne, Erdnüsse oder Rogen.

Brennesel, Käse, Leinsamen, Schafskäse, Oliven, Spinat und Sellerie unterstützen die Wirkung von **„Natrium chloratum“**. Das 9. Basissalz **„Natrium phosphoricum“** wiederum kann mit Speisen wie Sellerie, Eiern, Käse, Roggen, roter Beete oder Bohnen kombiniert werden. Ähnlich wirken diese auch beim 10. Basissalz, während **„Silicea“** Hafer, Hirse und Gerste benötigt, **„Calcium**

sulfuricum“ dann auch mit Kohl, Paranüssen, Mandeln, Brokkoli, Sesamkernen, Schafskäse und Zuckererbsen kombiniert werden kann.

Abnehmen mit Schüßler Salzen durch eine ausgewogene Ernährung

In einer Verbindung mit Schüßler Salzen und einer ausgewogenen oder umgestellten Ernährung ist dann auch das Abnehmen möglich oder die Durchführung einer erfolgreichen Diät. Schüßler Salze sind hier kein Wundermittel, sondern fördern einen besseren Stoffwechsel und aktivieren die dazugehörigen Verbrennungsprozesse. Die aufgenommene Nahrung wird so besser verarbeitet und in Energie umgewandelt, gleichzeitig auch die Verdauung unterstützt oder angeregt. Da einige Basissalze auch eine entgiftende Funktion haben, ist eine Gewichtsreduktion möglich. Weitere Mineralsalze haben eine positive Wirkung auf die Willensstärke, das Durchhaltevermögen und die Motivation. Damit ist eine Diät oder Kur, ebenso das Fasten möglich. Schüßler Salze stärken den Körper auch bei einer reduzierten Nahrungsaufnahme.

Die Essgewohnheiten sind entscheidend dafür, ob ein Mensch an Übergewicht leidet oder an Gewicht zulegt. Die Verwertung aller aufgenommenen Proteine, Kohlenhydrate und Fette erfolgt als Umwandlung in Bausteine und Energie. Dabei werden entweder Fettspeicher angelegt oder Fettreserven verarbeitet. Letzteres wird durch Schüßler Salze beeinflusst, da der Prozess mit dem Stoffwechsel zusammenhängt. Die Basissalze müssen eine entsprechende Funktion auf diese Bereiche haben, darüber hinaus auch eine entgiftende Funktion oder günstig auf den Säure-Basen-Haushalt wirken. Empfehlenswert sind zunächst **„Natrium chloratum“** für eine bessere Verdauung, **„Kalium sulfuricum“** und **„Ferrum phosphoricum“** für die Fettverbrennung und Anregung des Stoffwechsels und **„Kalium sulfuricum“**, **„Natrium sulfuricum“** und **„Natrium phosphoricum“** für die Entschlackung. Die Motivation wiederum kann durch **„Kalium chloratum“** und **„Kalium phosphoricum“** verbessert werden. Während das 4. Basissalz das Durchhaltevermögen stärkt, liefert das 5. Basissalz Energie und Kraft.

Wie bereits gezeigt, hilft es nicht alleine, nur Schüßler Salze einzunehmen und auf den Erfolg zu warten. Die Ernährung muss entsprechend angepasst und in den Kalorien reduziert werden, wobei jedoch

das lästige Zählen wegfällt. Wichtiger sind die glykämische Last und die Aufnahme günstiger Proteine und Ballaststoffe. Auch auf Bewegung darf nicht verzichtet werden, da die Verbrennungsprozesse so besser angeregt werden.
Verzichtet werden kann z. B. auf Zwischenmahlzeiten. Die Ernährung wird mit viel Gemüse und Obst umgesetzt, damit der Körper ausreichend Vitamine erhält. Dazu ist auch wichtig, viel zu trinken, damit die Harnproduktion angeregt und der Körper allgemein besser entschlackt wird. Die Gift- und Schadstoffe können so besser abtransportiert und die Nieren gereinigt werden. An Getränken dienen dann Smoothies, Tees oder Wasser.

Besonders das Heil- und Basenfasten ist mit Schüßler Salzen sinnvoll, da der Körper durch den Nahrungsverzicht oder basenorientierte Ernährung geschwächt wird und mit Mineralsalzen versorgt werden muss. Da viel Flüssigkeit aus dem Körper abtransportiert wird und dabei auch Gift- und Schadstoffe ausgeschieden werden, benötigt der Organismus die Stärkung durch Mineralsalze für den Entschlackungsprozess und für die Stabilität der geistigen Verfassung. Fasten wirkt sich auf die Stimmung aus und erfordert Disziplin und Willenskraft. Gegenüber anderen Diätkonzepten hat die Kur eine sehr kräftigende Wirkung auf den Körper, dient nicht immer nur dem Gewichtsverlust, sondern vielmehr dazu, den Körper bei einer Übersäuerung wieder zu harmonisieren.

Schüßler Salze können während der Fastenzeit als Salbe verwendet oder in Tablettenform eingenommen werden. Hier eignen sich die Basissalze **„Kalium**

sulfiricum“, **„Kalium phoshoricum“**, **„Natrium phosphoriucm“** und **„Natrium sulfuricum“** besonders gut, um die freigesetzten Säuren im Körper beim Fasten zu binden, die Zellgeneration zu stärken, den Stoffwechsel anzuregen und zu regulieren und die Nierenleistung zu verbessern.

Schüßler Cremes und Salben selbst herstellen- so funktioniert's:

Eine andere Form der Anwendung mit Schüßler Salzen ist die Verwendung von Lotionen, Gels, Cremes und Salben. Die Mineralsalze in der Salbe dienen nicht nur zu Wundheilung und bei akuten Verletzungen, Schrammen, Hautschürfungen, Narben und Ekzemen, sondern können auch kosmetisch eingesetzt werden, z. B. um Cellulite zu behandeln, das Bindegewebe zu straffen, die Kollagenbildung anzuregen oder eine schöne, strahlende und weiche Haut zu bewirken. Einige der Salze sind auch gegen Hautalterung hilfreich oder können die Haut besonders gut pflegen.

Es gibt im Handel fertige Lotionen und Salben, die dann auf die Hautbereiche durch Reiben oder eine Bürstenmassage aufgetragen werden. Genauso können eigene Salben und Cremes mit Schüßler Salzen als Tabletten oder Pulver angerührt werden. Die eigene Herstellung bietet sich immer dann an, wenn die Kenntnisse ausreichen, um eine Creme mit den richtigen Mineralsalzen anzurühren. Der Aufwand ist natürlich entsprechend hoch, erfordert auch das Erhitzen der Salbenbestandteile.

Um eine Creme selbst herzustellen, sind bestimmte Grundsubstanzen notwendig. Die Salbe besteht meistens aus einer Wasser- und Fettphase und aus einem Emulgator, der Wasser und Fett verbindet, um die gewünschte Konsistenz zu erhalten.

Als Fett- und Ölauszug eignen sich fast alle Pflanzenöle, wobei bestimmte Öle durch ihre wertvollen Inhaltsstoffe günstiger sind, darunter Mandel-, Jojoba- oder Olivenöl. Als Konsistenzgeber dienen Stoffe, die eine Mischung aus Fett und Wasser sind, z. B. Sheabutter, Bienenwachs oder Kakaobutter. Ein sinnvoller und hautpflegender Emulgator ist Lanolin, ein wasserfreies Wollwachs. Es ermöglicht die Verbindung von Fett und Wasser und sorgt für den hohen Fettanteil. Für die Wasserphase ist eine Tinktur gut, aber auch destilliertes Wasser oder stilles Mineralwasser.

Die Zubereitung benötigt zunächst ein hitzefestes Gefäß, das mit Wasser gefüllt und dann erhitzt wird. Es dient als Wasserbad für die zwei befüllten und hitzebeständigen Gläser, in denen einmal die Schüßler Salze in Tablettenform oder Pulver aufgelöst und mit Wasser vermengt werden, zum anderen der Konsistenzgeber, das Öl und der Emulgator verrührt und zur Fettphase vermischt werden. Beide Gläser werden im Wasserbad erhitzt, bis die Bestandteile aufgelöst sind. Die Wasserphase, also das Glas mit dem Schüßler Salz, wird langsam und unter ständigem Rühren in das andere Glas gegossen, bis eine cremige Konsistenz entsteht. Das Wasserbad kann dann abkühlen, während weitergerührt wird, bis die Creme selbst abgekühlt ist. Als Konservierungsmittel kann ein duftendes ätherisches Öl verwendet werden.

Je nachdem, welche Schüßler Salze zu einer Salbe verarbeitet werden, wird das Salz entsprechend untergerührt. Salben als Funktionsmittel werden häufig in der

Potenz D4 ausgegeben und lediglich in den Basissalzen von 1 bis 11. Sie dienen der Narbenbehandlung, bei Hautrissen, Verletzungen, Entzündungen, Wunden, bei Hornhaut, Krampfadern und Gewebeverhärtungen, bei Muskelverspannungen, Verstauchungen, Sonnenbrand, Zerrungen, Rötungen, Schwellungen, Abschürfungen, bei Gelenkproblemen, Insektenstichen, Sehnenscheidenentzündung, Hautausschlägen, bei Warzen, Frostbeulen, Geschwüren, Pickeln und Ekzemen. Cremes und Salben helfen auch gegen Juckreiz und Durchblutungsstörungen. Für die reine Hautpflege empfiehlt sich z. B. **„Kalium Sulfiricum“**, kosmetisch gegen Falten hilft **„Silicea“**.

Alle Schüßler Salze dienen entsprechend auch für eine äußere Anwendung und werden durch das Auftragen mit einer Salbe durch die hervorragende Molekülgröße gut vom Körper aufgenommen. Dadurch ist auch eine Behandlung akuter Schmerzen möglich oder die positive Wirkung bei chronischen Beschwerden wie Gicht oder Arthrose. Selbst Hämorrhoiden oder Nagelbettentzündungen können behandelt werden.

Ein einfaches Rezept für die eigene Zusammenstellung und Herstellung einer Schüßler Salz Creme kann hier schnell und verständlich gezeigt werden. Das wäre eine Creme gegen Durchblutungsstörungen und Muskelkrämpfe, die auch bei Verspannungen hilft. Entsprechend verwendet wird die „Heiße 7“, genauer „Magnesium phosphoricum“. Eine gute Ergänzung, um die Salbe duftend zu machen, sind ätherische Öle, die gleichzeitig auch eine längere Haltbarkeit der Salbe begünstigen.

Da es sich um die Zubereitung einer einfachen Creme handelt, sind auch die Zutaten nicht allzu aufwendig. Benötigt werden:

5 Tabletten des Schüßler Salz oder die Menge in Pulver
30 Milliliter Olivenöl
4 Gramm Bienenwachs
10 Milliliter Wasser
15 Gramm Lanolin
20 Tropfen eine ätherischen Öls, z. B. Minze oder Lavendel

Die Zubereitung erfolgt ähnlich, wie es bereits oben beschrieben wurde. Zwei Gläser werden jeweils mit der Wasserphase und mit der Fettphase in ein

Wasserbad gestellt und erhitzt, unter ständigem Rühren bei niedriger Hitze verarbeitet und dann ineinander gegossen und vermischt. Das Ganze muss bei weiterem Rühren abkühlen und wird mit den Tropfen des ätherischen Öls haltbar gemacht und konserviert. Die Creme erhält dadurch den angenehmen Duft, der an die eigenen Vorlieben angepasst werden kann.

Die cremige Masse wird in einen Salbentiegel umgefüllt, dieser dann fest verschlossen und günstigenfalls auch beschriftet, damit immer klar ist, von wann der Inhalt ist. Gut ist hier der Verweis auf das Datum und auf das verwendete Schüßler Salz. Eine Aufbewahrung der selbstgemachten Creme oder Salbe ist auch im Kühlschrank möglich und begünstigt die längere Haltbarkeit.

Haftungsausschluss

Die Umsetzung aller enthaltenen Informationen, Anleitungen und Strategien dieses Buchs erfolgt auf eigenes Risiko. Für etwaige Schäden jeglicher Art kann der Autor aus keinem Rechtsgrund eine Haftung übernehmen. Für Schäden materieller oder ideeller Art, die durch die Nutzung oder Nichtnutzung der Informationen bzw. durch die Nutzung fehlerhafter und/oder unvollständiger Informationen verursacht wurden, sind Haftungsansprüche gegen den Autor grundsätzlich ausgeschlossen. Ausgeschlossen sind daher auch jegliche Rechts- und Schadensersatzansprüche. Dieses Werk wurde mit größter Sorgfalt nach bestem Wissen und Gewissen erarbeitet und niedergeschrieben. Für die Aktualität, Vollständigkeit und Qualität der Informationen übernimmt der Autor jedoch keinerlei Gewähr. Auch können Druckfehler und Falschinformationen nicht vollständig ausgeschlossen werden. Für fehlerhafte Angaben vom Autor kann keine juristische Verantwortung sowie Haftung in irgendeiner Form übernommen werden.

Urheberrecht

Impressum

1. Auflage

Druckerei: Amazon Media EU S.á r.l., 5 Rue Plaetis, L-2338, Luxembourg

Kontakt: Anthony Filipiak, Niederrheinstr. 283, 40489 Düsseldorf

Covergestaltung: www.depositphotos.com

Printed in Poland
by Amazon Fulfillment
Poland Sp. z o.o., Wrocław

69788881R00078